BEI GRIN MACHT SICH IHR WISSEN BEZAHLT

- Wir veröffentlichen Ihre Hausarbeit, Bachelor- und Masterarbeit

- Ihr eigenes eBook und Buch - weltweit in allen wichtigen Shops

- Verdienen Sie an jedem Verkauf

Jetzt bei www.GRIN.com hochladen und kostenlos publizieren

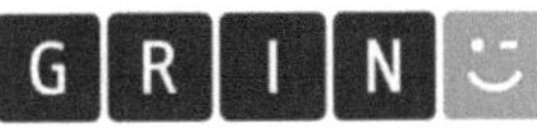

Bibliografische Information der Deutschen Nationalbibliothek:

Die Deutsche Bibliothek verzeichnet diese Publikation in der Deutschen National-
bibliografie; detaillierte bibliografische Daten sind im Internet über http://dnb.d-
nb.de/ abrufbar.

Dieses Werk sowie alle darin enthaltenen einzelnen Beiträge und Abbildungen
sind urheberrechtlich geschützt. Jede Verwertung, die nicht ausdrücklich vom
Urheberrechtsschutz zugelassen ist, bedarf der vorherigen Zustimmung des Verla-
ges. Das gilt insbesondere für Vervielfältigungen, Bearbeitungen, Übersetzungen,
Mikroverfilmungen, Auswertungen durch Datenbanken und für die Einspeicherung
und Verarbeitung in elektronische Systeme. Alle Rechte, auch die des auszugsweisen
Nachdrucks, der fotomechanischen Wiedergabe (einschließlich Mikrokopie) sowie
der Auswertung durch Datenbanken oder ähnliche Einrichtungen, vorbehalten.

Impressum:

Copyright © 2016 GRIN Verlag, Open Publishing GmbH
Druck und Bindung: Books on Demand GmbH, Norderstedt Germany
ISBN: 9783668362178

Dieses Buch bei GRIN:

http://www.grin.com/de/e-book/346612/die-palliativpflege-beachtung-der-auswir-
kungen-des-hospiz-und-palliativgesetzes

Carolin Bösking

Die Palliativpflege. Beachtung der Auswirkungen des Hospiz- und Palliativgesetzes

GRIN Verlag

GRIN - Your knowledge has value

Der GRIN Verlag publiziert seit 1998 wissenschaftliche Arbeiten von Studenten, Hochschullehrern und anderen Akademikern als eBook und gedrucktes Buch. Die Verlagswebsite www.grin.com ist die ideale Plattform zur Veröffentlichung von Hausarbeiten, Abschlussarbeiten, wissenschaftlichen Aufsätzen, Dissertationen und Fachbüchern.

Besuchen Sie uns im Internet:

http://www.grin.com/

http://www.facebook.com/grincom

http://www.twitter.com/grin_com

Technische Hochschule Nürnberg

Fakultät Betriebswirtschaft
Studiengang Wirtschaftsrecht (LL.M.)

Projektarbeit im Fach Gesundheit und Pflege
Sommersemester 2016

- Die Palliativpflege
(einschließlich Auswirkungen des
Hospiz- und Palliativgesetzes) -

Bearbeiterin: *Carolin Bösking*

Eingereicht am: *24. Juni 2016*

Inhaltsverzeichnis

Abbildungsverzeichnis.. III

1. Einleitung.. 1

   1.1 Aufbau 1

   1.2 Ziel... 2

2. Theoretische Grundlagen der Palliativpflege 2

   2.1 Definitionen und Ziele.. 2

      2.1.1 Die Palliativpflege.. 2

      2.1.2 Die Hospizidee 3

   2.2 Historische Grundlagen 4

3. Welche Menschen sind palliativpflegebedürftig? 5

4. Das Leistungsspektrum der Palliativpflege 5

5. Organisationsformen der palliativen Betreuungseinrichtungen.............. 6

   5.1 Palliativstationen.. 6

   5.2 Stationäre Hospize 7

   5.3 Ambulante Hospizversorgung.. 8

   5.4 Allgemeine ambulante Palliativversorgung (AAPV)........................... 8

   5.5 Spezialisierte ambulante Palliativversorgung (SAPV) 9

   5.6 Palliativmedizinischer Konsiliardienst (PKD) 10

   5.7 Tageshospize 10

6. Aktuelle Situation und Entwicklung in Deutschland.............................. 10

7. Sozialversicherungsrechtliche Aspekte der Palliativversorgung 13

8. Gesetz zur Verbesserung der Hospiz- und Palliativversorgung........... 14

9. Fazit.. 16

Literaturverzeichnis IV

Internetquellenverzeichnis... V

Rechtsquellenverzeichnis... VII

Abbildungsverzeichnis

Abbildung 1: Übersicht der ambulanten Hospizversorgung 8

Abbildung 2: Entwicklung der stationären Hospize und Palliativstationen 12

Abbildung 3: Leistungsangebot entspricht (noch) nicht dem Bedarf 13

1. Einleitung

Die letzten Monate, Wochen, Tage oder Stunden in der vertrauten Umgebung zu verbringen, keine starken Schmerzen spüren zu müssen, nicht alleine zu sein und in Würde zu sterben – all das wünschen sich Menschen am Ende ihres Lebens. Leider ist dies nicht immer leicht umzusetzen. Nicht nur für die Menschen mit schweren Erkrankungen, bei denen keine Heilung in Aussicht steht, ist diese Phase unvorstellbar, sondern auch für die Angehörigen. Sobald Menschen mit dem Prozess des Sterbens konfrontiert werden, erleben sie eine meist unvorbereitete schwierige und leidvolle Situation. Um die letzte Lebensphase würdevoll und qualitätsbewusst zu gestalten, Ängste zu nehmen sowie Schmerzen zu lindern, bedarf es einer speziellen Versorgung. Aus der bisherigen Hospizarbeit hat sich eine besondere Art der Versorgung von kranken Menschen entwickelt - die Palliativpflege.[1] Patienten, die an einer unheilbaren Krankheit erleiden, sollen durch die Palliativversorgung in ihren letzten Lebensphasen optimal betreut werden.[2]

Die Entwicklung der Palliativpflege und Hospizarbeit ist ein wichtiger Aspekt, der vermehrt in den Vordergrund rückt. Immer mehr Menschen sind palliativpflegebedürftig. Leider steht die Versorgung noch lange nicht flächendeckend zur Verfügung.[3] Durch die Einführung des Gesetzes zur Verbesserung der Hospiz- und Palliativversorgung (HPG) soll dieser Bereich ausgebaut und weiterentwickelt werden, um den sterbenden Menschen eine würdevolle letzte Lebensphase zu ermöglichen.

1.1 Aufbau

Die vorliegende Arbeit beschäftigt sich mit der Palliativpflege. Sie gibt zunächst Definitionen und Ziele wieder. Daraufhin folgt eine kurze geschichtliche Einführung des Themas. Im folgenden Kapitel wird erläutert, wer pflegebedürftig ist und welche Leistungen die Betroffenen in Anspruch nehmen können. Als nächstes werden die verschiedenen Organisationsstrukturen der Palliativ- und Hospizeinrichtungen gegenübergestellt. Danach folgt eine Darstellung der aktuellen Situation sowie Entwicklung in Deutschland. Im Anschluss daran wird aufgezeigt, in welcher Form die Palliativpflege im Sozialgesetzbuch verankert ist und welche Regelungen und Ziele das neue Gesetz zur Verbesserung der Hospiz- und Palliativgesetz mit sich bringt.

---

[1] Vgl. *Ekert*, Psychologie für Pflegeberufe (2014) S. 302.
[2] Vgl. *Nagele*, Lehrbuch der Palliativpflege (2009) S. 16.
[3] Vgl. Deutscher Hospiz- und PalliativVerband, Betreuung schwerstkranker und sterbender Menschen im hohen Lebensalter in Pflegeeinrichtungen (2012) S. 7.

1.2 Ziel

Ziel dieser Arbeit ist, den Lesern einen weiten Einblick in die Vergangenheit, Gegenwart und Zukunft der Palliativpflege und Hospizarbeit zu ermöglichen. Des Weiteren ist es von großer Bedeutung, dass unterschiedliche Optionen der Palliativbetreuung bestehen und wie sich diese unterscheiden. Eine Darstellung der aktuellen Situation in Deutschland ist ebenso relevant, sowie die zukünftige Entwicklung. Ziel ist außerdem, den Lesern die wichtigen Regelungen des HPG zu vermitteln und die damit verbundene Weiterentwicklung darzustellen.

2. Theoretische Grundlagen der Palliativpflege

Die Palliativpflege ist eine spezielle Versorgungsmethode für Menschen, die an einer unheilbaren Krankheit leiden. Sie ist kein komplett neues Konzept ist, sondern beinhaltet die Grundgedanken der Hospizarbeit, wie z.B. die bestmögliche Erfüllung von Wünsche und Bedürfnisse von kranken Menschen.[4]

Ursprünglich war die die Palliativpflege eine spezielle Betreuung von Menschen mit Tumorerkrankungen. Sie hat sich allerdings in den letzten Jahren sehr stark weiterentwickelt und kann in verschiedenen Organisationsformen umgesetzt werden. Die Palliativpflege unterscheidet sich von der rehabilitierenden Pflege darin, dass sie sich an allen Maßnahmen orientiert, die das Wohlbefinden des kranken Menschen betreffen um die Lebensqualität in der letzten Lebensphase zu erhöhen.[5]

2.1 Definitionen und Ziele

2.1.1 Die Palliativpflege

Der Begriff „palliativ" wird aus den lateinischen Wörtern „pallium" (Mantel, Umhang) und „palliare" (bedecken, tarnen) abgeleitet. Demnach soll der Betroffene umhüllt und bedeckt sowie in den Mittelpunkt gestellt werden.[6] Die Weltgesundheitsorganisation (WHO) definierte die Palliativpflege im Jahr 2002 als einen „Ansatz zur Verbesserung der Lebensqualität von Patienten und ihren Familien, die mit den Problemen konfrontiert sind, die mit einer lebensbedrohlichen Erkrankung mit einhergehen, und zwar durch Vorbeugen und Lindern von Leiden, durch frühzeitiges Erkennen, untadelige

---

[4] Vgl. *Ekert*, Psychologie für Pflegeberufe (2014) S. 303.
[5] Vgl. *Nagele*, Lehrbuch der Palliativpflege (2009) S. 17, 18.
[6] Vgl. *Nagele*, Lehrbuch der Palliativpflege (2009) S. 16.

Einschätzung und Behandlung von Schmerzen sowie anderen belastenden Beschwerden körperlicher, psychosozialer und spiritueller Art"[7].

Der Begriff „Palliativpflege", welcher im englischsprachigen Raum mit „Palliative Care" übersetzt wird, ist in der Literatur häufig ein Synonym von „Palliativversorgung". Die Palliativpflege bzw. Palliativversorgung in engerem Sinne beinhaltet die Versorgung aller Leistungserbringer, z.B. aus Bereichen der Pflege, der Seelsorge und der Sozialarbeit.[8] Das bedeutet, dass sich die Palliativpflege unabhängig von den Handlungskompetenzen der ärztlichen Tätigkeit entwickelt hat. Die Palliativmedizin daneben beschränkt sich ausschließlich auf die medizinischen und ärztlichen Maßnahmen.[9]

Das vorrangige Ziel der Palliativpflege ist die optimale Betreuung in der letzten Lebensphase des schwer erkrankten und nicht mehr heilbaren Menschen und zugleich die Erhaltung sowie die Erhöhung der Lebensqualität des Betroffenen und der Angehörigen.[10] Damit soll ein weitgehend normales Leben, trotz der fortschreitenden Krankheit, angestrebt werden. Durch die palliative Versorgung soll ebenso erreicht werden, dass die Patienten den Tod als dazugehörenden Prozess des Lebens annehmen.[11] Das bedeutet, dass nicht die Krankheit im Vordergrund steht, sondern die Pflege. Dazu gehört sowohl die Linderung von Schmerzen als auch die Beachtung und Erfüllung der persönlichen Bedürfnisse.[12] Mit den Maßnahmen der palliativen Pflege soll eine Krankenhauseinweisung vermieden werden. Der Patient soll in seiner gewohnten Umgebung würdevoll sterben können.[13]

2.1.2 Die Hospizidee

Der Begriff „Hospiz" hat seinen Ursprung in der lateinischen Sprache („hospitium") und bedeutet „Gast" bzw. „Gastfreundschaft". Diese Bezeichnung lässt sich auf das frühere Christentum zurückführen, in der das Hospiz eine Art Gasthaus für Pilger und Reisende darstellte.[14] Ursprünglich war das Hospiz kein Gebäude, sondern eine Idee.[15] Heute ist ein Hospiz eine Einrichtung für die Begleitung der letzten Lebensphase. Das Hospiz verfolgt das Ziel, kranken Menschen und deren Angehörigen so gut wie möglich spirituell und würdevoll auf den Tod vorzubereiten und diese Zeit in Geborgenheit zu ver-

---

[7] WHO (2002), übersetzt durch das Ministerkomitee des Europarates: Empfehlung Rec (2003) 24 des Ministerkomitees an die Mitgliedsstaaten zur Strukturierung der palliativmedizinischen und -pflegerischen Versorgung, S 30.
[8] Vgl. Robert Koch-Institut, Gesundheit in Deutschland (2015) S. 333.
[9] Vgl. *Wienke/Janke/Sitte/Graf-Baumann*, Aktuelle Rechtsfragen der Palliativversorgung (2016) S. 26.
[10] Vgl. *Nagele*, Lehrbuch der Palliativpflege (2009), S. 17.
[11] Vgl. Robert Koch-Institut, Gesundheit in Deutschland (2015) S. 333.
[12] Vgl. *Nagele*, Lehrbuch der Palliativpflege (2009) S. 18.
[13] Vgl. *Löser*, Pflegeplanung in der Palliativpflege (2014) S. 19.
[14] Vgl. *Ekert*, Psychologie für Pflegeberufe (2014) S. 300.
[15] Vgl. *Bausewein/Roller/Voltz*, Leitfaden Palliative Care (2015) S. 15.

bringen. Angehörige von Verstorbenen werden auch über den Todeszeitpunkt hinaus unterstützt.[16]

Die Hospizidee ist mit dem Konzept der Palliativpflege eng verknüpft und verfolgt dasselbe Ziel.[17] Ein wesentlicher Unterschied zwischen der Palliativpflege und der Hospizidee ist, dass die Palliativpflege von gewisser Dauer ist. Diese Zeitspanne, in der der Patient permanent versorgt wird, ist je nach Art der Krankheit bzw. des Leidens unterschiedlich. Z.B. auf Palliativstationen in Krankenhäusern beträgt die durchschnittliche Verweildauer zwischen 10 und 12 Tagen. Wenn alle palliativen Maßnahmen abgeschlossen sind, wird der Patient entlassen. Oftmals wechseln die Patienten in ein Hospiz, um dort würdevoll zu sterben, oder in ein Pflegeheim.[18]

2.2 Historische Grundlagen

Die Palliativ- und Hospizideen haben unterschiedliche historische Wurzeln, die sich aber in ihren Versorgungsangeboten ergänzen.[19] Aufgrund der medizinischen Möglichkeiten konnten bis Ende des 19. Jahrhunderts nur wenige Erkrankungen geheilt werden. Demnach war das Behandlungsziel nicht die Heilung der Erkrankung, sondern die Linderung von Symptomen. Erst mit der Weiterentwicklung der Medizin, insbesondere der Entdeckung von Antibiotika, kam es zu rasanten Änderungen. Das Behandlungsziel konzentrierte sich ab dem Zeitpunkt an auf die Beseitigung der Krankheitsursachen. Das Heilen wurde als medizinische Hauptaufgabe betrachtet, sodass die Krankenpflege umso mehr in den Hintergrund gestellt wurde. Unheilbar kranke Patienten wurden folglich in den Krankenhäusern ungern weiter behandelt und erhielten wenig Aufmerksamkeit.[20] Im Jahre 1967 kam es zu einem Paradigmenwechsel in der Medizin. Durch die Gründung des St. Christopher's Hospice in London im Jahr 1967 von der Ärztin und Krankenschwester Cicely Saunders gab ein Umdenken in der Gesellschaft, in dem es nicht mehr darum ging, „dem Leben mehr Tage zu geben, sondern den Tagen mehr Leben"[21]. Der Fokus der Medizin verlagerte sich demnach wieder auf die Betreuung der todkranken Menschen. Zugleich wurde die Tabuisierung von Sterben und Tod stark debattiert.[22]

---

[16] Vgl. *Ekert*, Psychologie für Pflegeberufe (2014) S. 302, 303.
[17] Vgl. *Nagele*, Lehrbuch der Palliativpflege (2009) S. 23.
[18] Vgl. *Bausewein/Roller/Voltz*, Leitfaden Palliative Care (2015) S. 16.
[19] Vgl. Robert Koch-Institut, Gesundheit in Deutschland (2015) S. 333.
[20] Vgl. *Nagele*, Lehrbuch der Palliativpflege (2009) S. 16, 17.
[21] *Müller/Beckmann*, Menschenwürdig sterben – aber wie? (2010) S. 59; vgl. *Müller/Pfister*, Wieviel Tod verträgt das Team? (2013) S. 290.
[22] Vgl. *Fleckinger*, Ehrenamtlichkeit in Palliative Care (2013) S. 46.

Im Jahr 1983 wurde die erste deutsche Palliativstation in Köln und in 1986 das erste deutsche Hospiz in Aachen errichtet.[23] Seit 1992 gibt es den Deutschen Hospiz- und Palliativverband e.V. (DHPV), der unter dem Namen Bundesarbeitsgemeinschaft Hospiz e.V. gegründet wurde.[24]

3. Welche Menschen sind palliativpflegebedürftig?

Ursprünglich war die Palliativpflege ein Konzept für Patienten mit einer Tumorerkrankung ohne Heilungsaussicht. Das Spektrum der Bedürftigen hat sich längst erweitert. Die Palliativpflege ist für Menschen, die an einer lebensbedrohlichen und nicht mehr heilbaren Erkrankung leiden. Dabei ist das Lebensalter nicht ausschlaggebend.[25] Neben den Menschen mit einer Krebserkrankung sind auch die palliativpflegebedürftig, die an einer schweren chronischen Krankheit leiden. Das können Lungen-, Nieren- oder Herz-Kreislauf-Erkrankungen sowie neurologische Erkrankungen sein (z.B. Amyotrophe Lateralsklerose, Multiple Sklerose, Morbus Parkinson oder Demenz). Auch Erkrankungen, die aufgrund des Alters entstehen, bedürfen einer palliativen Behandlung.[26]

4. Das Leistungsspektrum der Palliativpflege

Um das Ziel einer optimalen Betreuung gewährleisten, bedarf es einer umfassenden und individuellen Pflege. Das Ministerkomitee des Europarates hat im Jahr 2003 vier Hauptleistungen vorgegeben, die die Palliativpflege beinhalten soll. Dies sind Leistungen der Symptomkontrolle, der psychologischen, spirituellen und emotionalen Unterstützung, der Trauerbegleitung sowie der Unterstützung der Familie.[27] Weiterhin lassen sich Palliativleistungen anhand des modernen Grundgedankens der Hospizidee ableiten. Neben der Linderung von belastenden Symptomen, wie z.B. Schmerzen, Übelkeit, Atemnot, Angst oder Verwirrung, gehört es außerdem zu der Aufgabe des palliativen Pflegepersonals, die Wünsche und Vorlieben des Patienten zu hören und bestmöglich zu erfüllen. Des Weiteren ist es von großer Bedeutung, für den Patienten da zu sein, mit ihm zu reden oder ihm etwas vorzulesen sowie ihn wertschätzend zu behandeln. Pflegerische Maßnahmen, wie z.B. Mundpflege, Massagen, Einreibungen, Lagerungen etc. sind ebenso relevant, um das Wohlbefinden des Patienten zu steigern und ein Ge-

---

[23] Vgl. Robert Koch-Institut, Gesundheit in Deutschland (2015) S. 333.
[24] Vgl. *Wienke/Janke/Sitte/Graf-Baumann*, Aktuelle Rechtsfragen der Palliativversorgung (2016) S. 52.
[25] Vgl. *Nagele*, Lehrbuch der Palliativpflege (2009) S. 17.
[26] Nationale Akademie der Wissenschaften Leopoldina und Union der deutschen Akademien der Wissenschaften, Palliativversorgung in Deutschland (2015) S. 26.
[27] Vgl. Ministerkomitee des Europarates: Empfehlung Rec (2003) 24 des Ministerkomitees an die Mitgliedsstaaten zur Strukturierung der palliativmedizinischen und -pflegerischen Versorgung, S 7.

fühl der Geborgenheit zu vermitteln.[28] Sind Veränderungen der Bedürfnisse des Patienten bekannt, so sind die Handlungen dementsprechend anzupassen.[29] Der Patient bestimmt seine persönlichen Prioritäten und Zielsetzungen grundsätzlich selbst.[30] Er kann unter anderem entscheiden, in welcher Art von Einrichtung er behandelt werden möchte. Dies kann sowohl eine stationäre als auch eine ambulante Organisationsform oder eine anderweitige Pflegeeinrichtung sein.[31]

5. Organisationsformen der palliativen Betreuungseinrichtungen

Der Zeitraum der palliativen Maßnahmen ist nicht immer unbedingt nur auf eine Phase beschränkt, sondern er kann auch in einzelnen Etappen erfolgen. Um eine adäquate und optimale Betreuung zu gewährleisten, ist es nicht von großer Bedeutung, dass die Behandlung pflegerisch und medizinisch individuell angepasst wird. Weiterhin ist es wichtig, dass die Behandlungsstrategie durch ein beruf- und sektorenübergreifendes Team erfolgt. Das bedeutet, dass die Betreuung in verschiedenen Organisationsformen stattfinden kann, die jedoch eng miteinander zusammen arbeiten und zudem kombiniert werden können.[32] Die Palliativ- und Hospizeinrichtungen sind unterschiedlich organisiert. Grundsätzlich wird nach stationären und ambulanten Organisationsformen unterschieden.[33] Die Wahl der versorgenden Einrichtung ist oft nicht einfach. In Palliativversorgung gilt das Prinzip „ambulant vor stationär". Damit wird zum Ausdruck gebracht, dass die Gewährleistung eines würdevollen Sterbens in der gewohnten Umgebung im Vordergrund steht.[34]

5.1 Palliativstationen

Bei einer Palliativstation kann es sich entweder um eine eigenständige Station eines Krankenhauses handeln oder um eine in ein Krankenhaus integrierte Palliativeinheit.[36] Patienten, die aufgrund einer unheilbaren, weit fortgeschrittenen Erkrankung und den damit einhergehenden Symptomen, einen stationären Aufenthalt und eine spezielle medizinische Versorgung benötigen, werden in eine Palliativstation aufgenommen.[36] Ziel ist es, mit Hilfe eines multiprofessionellen Teams (z.B. Ärzte, Pflegekräfte, Sozialarbeiter, Seelsorger, Psychologen, Ernährungsberater, Kunst- sowie Musiktherapeuten), die Beschwerden zu verbessern und den Patienten entweder nach Hause oder in

---

[28] Vgl. *Ekert*, Psychologie für Pflegeberufe (2014) S. 304.
[29] Vgl. *Löser*, Pflegeplanung in der Palliativpflege (2014) S. 59.
[30] Vgl. Ministerkomitee des Europarates: Empfehlung Rec (2003) 24 des Ministerkomitees an die Mitgliedsstaaten zur Strukturierung der palliativmedizinischen und -pflegerischen Versorgung, S 33.
[31] Vgl. *Bausewein/Roller/Voltz*, Leitfaden Palliative Care (2015) S. 4.
[32] Vgl. *Wienke/Janke/Sitte/Graf-Baumann*, Aktuelle Rechtsfragen der Palliativversorgung (2016) S. 87, 88.
[33] Vgl. *Bausewein/Roller/Voltz*, Leitfaden Palliative Care (2015) S. 15.
[34] Vgl. *Schnell/Schulz/Heller/Dunger*, Palliative Care und Hospiz (2015) S. 69, 70.
[35] Vgl. *Nagele*, Lehrbuch der Palliativpflege (2009) S. 24.
[36] Vgl. Robert Koch-Institut, Gesundheit in Deutschland (2015) S. 333.

eine anderweitige Einrichtung zu entlassen.[37] Der wesentliche Aspekt ist, dass die medizinische Versorgung innerhalb eines zeitlich begrenzten Aufenthalts rund um die Uhr gewährleistet wird. Die durchschnittliche Verweildauer liegt allerdings nur bei 12 bis 14 Tagen.[38] Dies könnte darauf zurückzuführen sein, das nach dem sogenannte Fallpauschalen-System (Diagnosis Related Groups)[39] die stationäre Behandlungszeit so kurz wie möglich erfolgen muss. Das heißt, es ist keine Langzeitbehandlung möglich. Deshalb werden die Patienten, die eine stationäre Palliativversorgung benötigen, phasenweise behandelt.[40]

5.2 Stationäre Hospize

Schwerstkranke, die an einer progressiv verlaufenden Krankheit leiden, haben einen Zuschussanspruch auf eine vollstationäre oder teilstationäre Betreuung in Hospizen, in denen palliativ-medizinische Behandlungen erbracht werden. Voraussetzung hierfür ist, dass die Betroffenen eine sehr geringe Lebenserwartung haben, eine Krankenhausbehandlung medizinisch nicht notwendig und eine ambulante Versorgung nicht zu gewährleisten ist (vgl. § 39a Abs. 1 S.1 SGB V).[41] Ein weiteres Aufnahmekriterium in ein stationäres Hospiz ist, dass der Betroffene über die Prognose aufgeklärt sein und diese Art der Behandlung wünschen muss.[42] Nach der Rahmenvereinbarung, die in § 39a Abs. 1 Satz 4 SGB V erwähnt ist, sind stationäre Hospize kleine eigenständige Einrichtungen, die das Ziel haben, Schmerzen und andere Symptome der Bertoffenen durch palliativmedizinische Versorgung zu lindern. Die medizinische Versorgung erfolgt meist durch Hausärzte.[43] Dabei steht nicht die Heilung, sondern das Wohlbefinden im Vordergrund.[44] Außerdem soll eine psychosoziale, pflegerische und spirituelle Betreuung gewährleistet werden, die durch professionell geschultes hauptamtliches Personal, ergänzt durch ehrenamtliche Mitarbeiter, ausgeführt wird. Die Leistungen sind denjenigen stationären Pflegeeinrichtungen sehr ähnlich.[45]

---

[37] Vgl. *Wienke/Janke/Sitte/Graf-Baumann*, Aktuelle Rechtsfragen der Palliativversorgung (2016) S. 90; vgl. *Gerhard*, Praxiswissen Palliativmedizin (2014) S. 16
[38] Vgl. *Bausewein/Roller/Voltz*, Leitfaden Palliative Care (2015) S. 16.
[39] Die Diagnosis Related Groups (DRGs) definieren ein Fallpauschalen-System für Krankenhäuser, nach dem die Kosten auf Basis von Fallgruppen berechnet werden. Die Kriterien, die eine Fallgruppen definieren, setzen sich aus der Diagnose und den tatsächlich erfolgten notwendigen Therapien zusammen. [Vgl. *Eichner*, Ambulante Palliativversorgung (2014) S. 82, 83].
[40] Vgl. *Wienke/Janke/Sitte/Graf-Baumann*, Aktuelle Rechtsfragen der Palliativversorgung (2016) S. 10.
[41] Vgl. *Gerhard*, Praxiswissen Palliativmedizin (2014) S. 16
[42] Vgl. *Wienke/Janke/Sitte/Graf-Baumann*, Aktuelle Rechtsfragen der Palliativversorgung (2016) S. 90.
[43] Vgl. *Bausewein/Roller/Voltz*, Leitfaden Palliative Care (2015) S. 16.
[44] Vgl. *Husebø/Klaschik*, Palliativmedizin (2009) S. 31, 32.
[45] Vgl. § 3 Abs. 7 der Rahmenvereinbarung nach § 39a Abs. 1 Satz 4 SGB V (2010).

5.3 Ambulante Hospizversorgung

Ziel ist es, die Lebensqualität der Sterbenden zu erhalten und zu verbessern ihnen ein würdevolles Leben bis zum Ende zu ermöglichen und die Familie des Betroffenen zu unterstützen.[46] Die ambulante Hospizversorgung ist durch den qualifizierten ehrenamtlichen Dienst der Mitarbeiter geprägt, welche die Betroffenen in deren Haushalt oder in stationären Pflegeeinrichtungen betreuen.[47] § 39a Abs. 2 SGB V setzt voraus, dass die Betroffenen keiner Krankenhausbehandlung und keiner vollstationären oder teilstationären Versorgung in einem Hospiz bedürfen.[48] Das Angebot der ambulanten Hospizversorgung ist jedoch vielfältig und hat sich daher in Deutschland schleppend sowie unterschiedlich entwickelt.[49] Der Deutsche Hospiz- und Palliativverband e.V. hat deswegen Definitionen und Qualitätskriterien für die verschieden ambulanten Hospizversorgungformen, die aufeinander aufbauen, festgelegt (siehe Abbildung 1).[50]

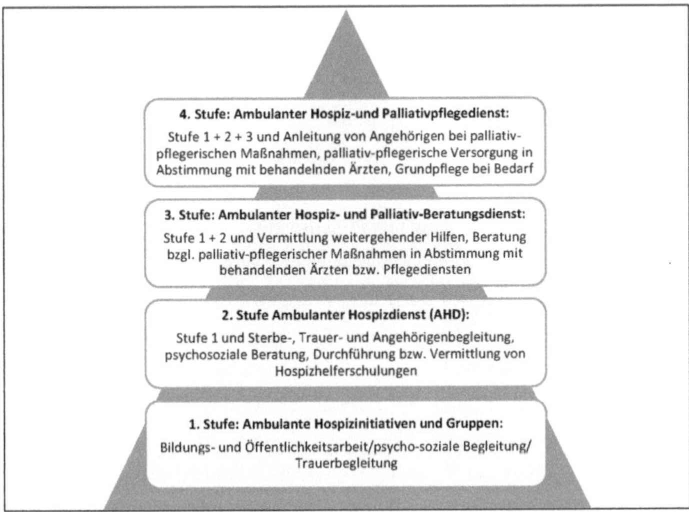

Abbildung 1: Übersicht der ambulanten Hospizversorgung, Quelle: Aulbert/Nauck/Radbruch, Lehrbuch der Palliativmedizin (2012) S. 111, eigene Darstellung.

5.4 Allgemeine ambulante Palliativversorgung (AAPV)

Die allgemeine ambulante Palliativversorgung ist in § 37 SGB V verankert und wird durch die Primärversorgenden (niedergelassene Haus- und Fachärzte sowie ambulante Pflegedienste) erbracht, die zusätzlich zu der allgemeinen medizinischen Qualifikati-

---

⁴⁶ Vgl. Präambel der Rahmenvereinbarung nach § 39a Abs. 2 Satz 7 SGB V (2010).
⁴⁷ Vgl. *Fleckinger*, Ehrenamtlichkeit in Palliative Care (2013) S. 50.
⁴⁸ Vgl. Präambel der Rahmenvereinbarung nach § 39a Abs. 2 Satz 7 SGB V (2010).
⁴⁹ Vgl. *Wienke/Janke/Sitte/Graf-Baumann*, Aktuelle Rechtsfragen der Palliativversorgung (2016) S. 32.
⁵⁰ Vgl. *Bausewein/Roller/Voltz*, Leitfaden Palliative Care (2015) S. 16.

on palliativmedizinischen Qualifikationen aufweisen. Sie hat das Ziel, schwerstkranke Menschen in häuslicher Umgebung eine pflegerische und medizinische Versorgung zu gewährleisten und somit einen Krankenhausaufenthalt zu umgehen. Zum häuslichen Umfeld gehören nicht nur die eigenen vier Wände des Patienten, sondern auch das Pflegeheim. Wenn die therapeutischen Mittel der Versorgung des Betroffenen nicht mehr gerecht werden, sind die Leistungen der spezialisierten ambulanten Palliativversorgung (SAPV) anzuwenden.[51]

5.5 Spezialisierte ambulante Palliativversorgung (SAPV)

Die spezialisierte ambulante Palliativversorgung ist in § 37b SGB V geregelt. Voraussetzung für einen Anspruch auf eine spezielle ambulante Palliativversorgung ist, dass der Betroffene an einer nicht mehr heilbaren, fortschreitenden und weit fortgeschrittenen Erkrankung bei einer zeitgleich begrenzten Lebenserwartung leidet und dass die Krankheit wegen der Komplexität einer besonders aufwändigen Versorgung bedarf, die den Einsatz eines spezialisierten Palliativteams notwendig macht.[52] Die Betroffenen werden von spezialisierten palliativärztlichen und –pflegerischen Fachkräften versorgt.[53] Des Weiteren muss diese Art der Palliation von dem Betroffenen gewünscht sein.[54] Ziel ist, mit einer 24h-Rufbereitschaft die Lebensqualität zu verbessern und die letzte Lebensphase bis zum Tod optimal in häuslicher Umgebung zu ermöglichen, sodass eine Krankenhauseinweisung vermieden wird. Die Leistungen umfassen ärztliche sowie pflegerische Beratung und Betreuung, insbesondere eine Schmerztherapie und Symptomkontrolle.[55] Auch bei der spezialisierten ambulanten Palliativversorgung handelt es sich um eine zusätzliche Leistung, die im häuslichen Umfeld des Patienten, d.h. im Pflegeheim oder in den eigenen vier Wänden, erbracht wird.[56]

Die Betreuung durch die Leistungserbringer der allgemeinen und spezialisierten ambulanten Palliativversorgung ist so aufgeteilt, dass die Mehrzahl der Kranken durch Primärversorger im Rahmen der allgemeineren ambulanten Palliativversorgung behandelt wird. Dieser Anteil beträgt ca. 90 %. Etwa 10 % der Betroffenen bedürfen einer spezialisierten ambulanten Palliativversorgung durch Palliativmediziner.[57]

---

[51] Vgl. *Wienke/Janke/Sitte/Graf-Baumann*, Aktuelle Rechtsfragen der Palliativversorgung (2016) S. 17, 54.
[52] Vgl. *Wienke/Janke/Sitte/Graf-Baumann*, Aktuelle Rechtsfragen der Palliativversorgung (2016) S. 124, 125.
[53] Nationale Akademie der Wissenschaften Leopoldina und Union der deutschen Akademien der Wissenschaften, Palliativversorgung in Deutschland (2015) S. 24.
[54] Vgl. *Wienke/Janke/Sitte/Graf-Baumann*, Aktuelle Rechtsfragen der Palliativversorgung (2016) S. 90.
[55] Vgl. Robert Koch-Institut, Gesundheit in Deutschland (2015) S. 333.
[56] Vgl. *Wienke/Janke/Sitte/Graf-Baumann*, Aktuelle Rechtsfragen der Palliativversorgung (2016) S. 54, 55.
[57] Vgl. *Wienke/Janke/Sitte/Graf-Baumann*, Aktuelle Rechtsfragen der Palliativversorgung (2016) S. 54; vgl. *Eichner*, Ambulante Palliativversorgung (2014) S. 32.

5.6 Palliativmedizinischer Konsiliardienst (PKD)

Der palliativmedizinische Konsiliardienst ist ein multiprofessionelles, palliativmedizinisch erfahrenes Team, welches aus Ärzten, Pflegenden und weiteren Leistungserbringern aus Gesundheitsberufen besteht. Das Team betreut die Patienten, die nicht auf der Palliativstation, sondern in einer anderweitigen Station innerhalb eines Krankenhauses liegen, zusätzlich und fachübergreifend mit vorheriger Absprache der jeweiligen Station. Der PKD steht den niedergelassenen Ärzte auch für beratende Tätigkeiten zur Verfügung.[58]

5.7 Tageshospize

In einem Tageshospiz verlassen schwerstkranke Mensch ihre häusliche Umgebung nicht dauerhaft, sondern werden nur für einen am Tag bestimmten Zeitraum betreut. Neben der ambulanten Palliativ- und Hospizbetreuung werden dem Betroffenen verschiedene Aktivitäten angeboten.[59] Die medizinische Versorgung erfolgt weiterhin durch den Haus- bzw. Facharzt.[60] Der Vorteil bei einem Tageshospiz ist, dass die Angehörigen sowie der Betroffene selbst entlastet werden, indem zu mehr Selbständigkeit ermächtigt wird. In diesem Rahmen soll ein unnötiger stationärer Aufenthalt verhindert werden. Tageshospize fungieren als Bindeglied zwischen ambulanten und stationären Versorgungsformen und sind demnach von teilstationärer Art. Sie sind in der Regel einem Hospiz untergeordnet, können aber auch eigenständig betrieben werden. Das Versorgungsteam besteht aus hauptamtlichen Mitarbeitern und wird durch ehrenamtliche ergänzt.[61] Falls sich der Gesundheitszustand verschlechtert, wird der Schwerstkranke entweder in ein stationäres Hospiz übergeben oder die Versorgung erfolgt durch ambulante Hospizleistungen.[62] Tageshospize sind üblicherweise mit hohen Kosten verbunden und kommen in Deutschland eher selten vor.[63]

6. Aktuelle Situation und Entwicklung in Deutschland

Der Begriff der Palliativpflege konnte sich bis Ende der 90iger Jahren in Deutschland kaum durchsetzen und war für viele Menschen fremd. Nachdem die erste Palliativstation in Köln im Jahre 1983 eröffnete, wurden verschiedene Organisationen, wie z.B. die Deutsche Gesellschaft für Palliativmedizin e. V., in Berlin gegründet. Seit der Jahrtausendwende wird Palliativpflege in der Aus- und Weiterbildung als Zusatzqualifikation

---

[58] Vgl. *Bausewein/Roller/Voltz*, Leitfaden Palliative Care (2015) S. 16.
[59] Vgl. *Sitte*, Ambulante Palliativversorgung (2014) S. 66.
[60] Vgl. *Bausewein/Roller/Voltz*, Leitfaden Palliative Care (2015) S. 17.
[61] Vgl. *Husebø/Klaschik*, Palliativmedizin (2009) S. 29.
[62] Vgl. *Kränzle/Schmid/Seeger*, Palliative Care (2014) S. 150.
[63] Vgl. *Grond*, Palliativpflege in der Gerontopsychiatrie (2004) S. 153; vgl. *Husebø/Klaschik*, Palliativmedizin (2009) S. 29.

angeboten und seit 2004 ist sie sogar in einigen deutschen medizinischen Fakultäten ein Pflichtfach. Heute gibt es rund 8.000 Ärzte mit der Zusatzbezeichnung „Palliativmedizin".[64]

Auch wenn die Palliativversorgung, die sich aus der Hospizidee ableitet, noch sehr jung ist, hat sie sich in den letzten Jahren enorm weiterentwickelt.[65] Der Grund der Weiterentwicklung ist vor allem der, dass durch die Wandlung des demografischen Alterungsprozesses die Palliativpflege immer mehr an Bedeutung gewinnt. Die Anzahl der 60 bis 80-Jährigen hat sich in den letzten 30 Jahren um 4% erhöht.[66] Somit wird sehr wahrscheinlich die Zahl der palliativ Pflegebedürftigen in den kommenden Jahren ansteigen. Im Jahr 2015 waren es rund 2,25 Mio. und in 2020 soll es sogar bis zu 3,37 Mio. Pflegebedürftige geben, welches ein Anteil von 3,6% der Bevölkerung ausmacht.[67] Positiv zu betrachten ist, dass die Anzahl der stationären Palliativ- und Hospizeinrichtungen gestiegen ist. Nachdem es bundesweit im Jahr 1996 nur 30 stationäre Hospize (für Erwachsene, Kinder und Jugendliche) gab, sind sie im letzten Jahr auf 236 Einrichtungen angestiegen. Ebenso hat sich die Anzahl der Palliativstationen von 28 in 1996 auf 304 im Jahr 2016 bundesweit erhöht.[68] Das Angebot der stationären Palliativ- und Hospizversorgung ist jedoch regional sehr unterschiedlich. Z.B. weist Nordrhein-Westfalen die meisten Palliativstationen (64) und stationären Hospize (58) auf.[69] In der Vergangenheit gab es anfangs mehr stationäre Hospize als Palliativstationen. In 2008 hat sich die Entwicklung dahingehend geändert, dass die Palliativstationen an Wachstum zugenommen haben (siehe Abbildung 3).

---

[64] Vgl. *Wienke/Janke/Sitte/Graf-Baumann*, Aktuelle Rechtsfragen der Palliativversorgung (2016) S. 51-53.
[65] Vgl. *Bausewein/Roller/Voltz*, Leitfaden Palliative Care (2015) S. 8.
[66] Vgl. Statistisches Bundesamt, Bevölkerung nach Altersgruppen in Deutschland (2014).
[67] Vgl. Nationale Akademie der Wissenschaften Leopoldina und Union der deutschen Akademien der Wissenschaften, Palliativversorgung in Deutschland (2015) S. 15.
[68] Vgl. Deutscher Hospiz- und PalliativVerband e.V., Stationäre Hospize für Erwachsene, stationäre Hospize für Kinder, Jugendliche und junge Erwachsene sowie Palliativstationen in Deutschland (2015) S 4.
[69] Vgl. Deutscher Hospiz- und PalliativVerband e.V., Stationäre Hospize für Erwachsene, stationäre Hospize für Kinder, Jugendliche und junge Erwachsene sowie Palliativstationen in Deutschland (2015) S. 6, 15.

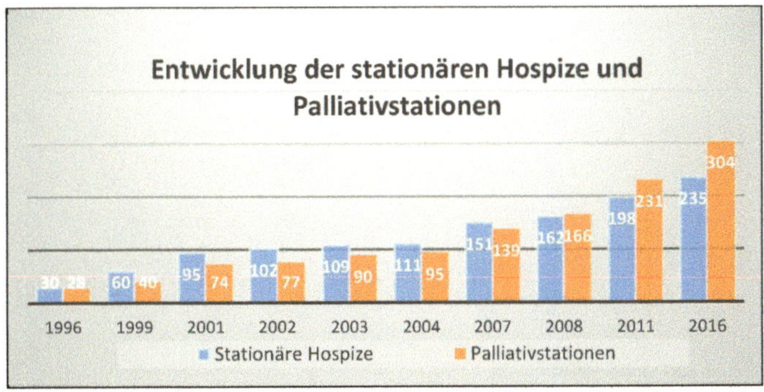

Abbildung 2: Entwicklung der stationären Hospize und Palliativstationen, Quelle: Deutscher Hospiz- und Palliativ-Verband e.V., Stationäre Hospize für Erwachsene, stationäre Hospize für Kinder, Jugendliche und junge Erwachsene sowie Palliativstationen in Deutschland, (2016) S. 4, eigene Darstellung.

Des Weiteren ist erwähnenswert, dass es im Jahr 2015 in Deutschland aktuell 1.268 ambulante Hospizdienste gab. Der Bundesdurchschnitt lag hier bei 15,7 pro 1 Mio. Einwohner.[70] Auch wenn es in den letzten Jahren, insbesondere durch die gesetzliche Verankerung der Palliativversorgung im Sozialgesetzbuch und durch die Einführung der Palliativmedizin als Pflichtfach im Medizinstudium, eine positive Entwicklung gab, ist die Versorgung von palliativbedürftigen Menschen in Deutschland noch lange nicht flächendeckend. Die Anzahl der Betten in den stationären Hospiz- und Palliativeinrichtungen sowie der Bedarf an ambulanten Diensten sind für die Gesamtheit der Betroffenen nicht ausreichend. Nur etwa 30 % der Verstobenen in 2014 wurden palliativ betreut, obwohl ca. 90 % eine solche Versorgung benötigt hätten.[71] Um den Versorgungsbedarf decken zu können, müsste es vor allem einen Zugang zur Palliativversorgung für Patienten geben, die nicht an einer Tumorerkrankung leiden. Dies konnte bisher noch nicht vollständig umgesetzt werden. Des Weiteren sollte die Aus-, Fort- und Weiterbildung palliativpflegerisch erweitert werden sowie der Ausbau der ambulanten Palliativversorgung.[72] Obwohl bei den meisten Patienten der Wunsch besteht, in häuslicher Umgebung würdevoll zu sterben, sind es knapp 50 %, die in dem Zeitraum 2008 bis 2013 entgegen ihrer Präferenz in einem Krankenhaus ihr Leben beenden (siehe Abbildung 4).[73]

---

[70] Vgl. Deutsche Gesellschaft für Palliativmedizin/Wegweiser Hospiz- und Palliativmedizin Deutschland, Übersicht zum aktuellen Stand der Hospiz- und Palliativversorgung in Deutschland (2015) S. 4.
[71] Vgl. *Grote-Westrick/Volbracht*, Bertelsmann Stiftung, Palliativversorgung, Leistungsangebot entspricht (noch) nicht dem Bedarf (2015) S. 5.
[72] Vgl. Robert Koch-Institut, Gesundheit in Deutschland (2015) S. 336.
[73] Vgl. *Zich/Sydow*, Bertelsmann-Stiftung, Palliativversorgung, Sterbeort Krankenhaus – Regionale Unterschiede und Einflussfaktoren (2015) S. 6.

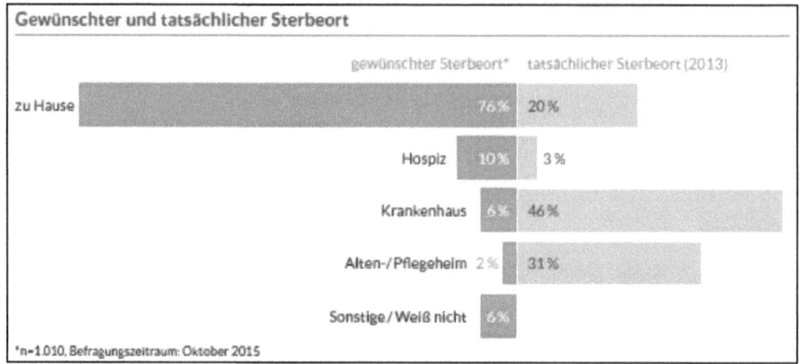

Abbildung 3: Quelle: Grote-Westrick/Volbracht, Bertelsmann Stiftung, Palliativversorgung, Leistungsangebot entspricht (noch) nicht dem Bedarf (2015) S. 2.

7. Sozialversicherungsrechtliche Aspekte der Palliativversorgung

Die Palliativpflege definiert eine Sozialversicherungsleistung.[74] Die Kosten, die durch die palliativen Leistungen entstehen, trägt zum größten Teil die gesetzliche Krankenversicherung. Im Sozialgesetzbuch (SGB) gibt es mehrere Regelungen, die einen expliziten Anspruch auf Leistungen der Palliativversorgung stellen.

Nach § 27 Abs. 1 SGB V werden die Kosten für eine stationäre Palliativversorgung im Rahmen der Krankenbehandlung gem. § 27 Abs. 1 SGB V von der gesetzlichen Krankenversicherung übernommen. Diese Versorgung von Patienten auf Palliativstationen wird entweder nach diagnosebezogenen Fallgruppenpauschalen (DRG) abgerechnet oder nach Tagessätzen abgerechnet. Letzteres wird von ca. 30 % der Palliativstationen genutzt.[75] Die Kosten der stationären Hospizleistung trägt gem. § 39a Abs. 1 SGB V ebenso fast ausschließlich die gesetzliche Krankenversicherung.[76] Alle übrigen Kosten, die in einem stationären Hospiz anfallen, trägt das Hospiz selbst. In den meisten Fällen erfolgt dies über Spenden.[77] Die gesetzliche Krankenkasse fördert weiterhin die ambulante Hospizversorgung gem. § 39a Abs. 2 SGB V, welche durch angemessene Zuschüsse zu den Personal- und Sachkosten der Leistungserbringer erfolgt. Für die Förderung müssen die ambulanten Hospizdienste mit palliativ-medizinischen erfahrenen Pflegediensten und Ärzten eng zusammenarbeiten und unter ständiger fachlicher Verantwortung mindestens einer entsprechend ausgebildeten Fachkraft stehen.[78] Die spezialisierte ambulante Palliativversorgung wird gem. § 37b Abs. 1 und 2 SGB V von der

---

[74] Vgl. *Wienke/Janke/Sitte/Graf-Baumann*, Aktuelle Rechtsfragen der Palliativversorgung (2016) S. 121.
[75] Vgl. Robert Koch-Institut, Gesundheit in Deutschland (2015) S. 334.
[76] Vgl. Nationale Akademie der Wissenschaften Leopoldina und Union der deutschen Akademien der Wissenschaften, Palliativversorgung in Deutschland (2015) S. 17.
[77] Vgl. Robert Koch-Institut, Gesundheit in Deutschland (2015) S. 334.
[78] Vgl. §§ 1, 2 der der Rahmenvereinbarung nach § 39a Abs. 2 Satz 7 SGB V (2010).

gesetzlichen Krankenversicherung übernommen. Die Krankenkassen schließen gemäß § 132d Abs. 1 SGB V mit den geeigneten Leistungserbringern Verträge, in denen die spezielle Versorgung geregelt wird.[79]

Die Palliativversorgung ist durch das Gesetz zur Verbesserung der Hospiz- und Palliativversorgung seit Ende 2015 ausdrücklicher Bestandteil der gesetzlichen Krankenversicherung. Obwohl es zuvor keine explizite Verankerung der Palliativversorgung im Rahmen der Krankenbehandlung gab, wurden die Kosten einer solchen Versorgung dennoch von der gesetzlichen Krankenversicherung übernommen. Denn ein Anspruch auf eine Krankenbehandlung nach § 27 Abs. 1 SBG besteht nur dann, wenn sie notwendig ist, Beschwerden zu lindern. Da die Palliativversorgung die Schmerzlinderung als Ziel innehat, erfüllte sie die Voraussetzungen für eine notwendige Krankenbehandlung.[80]

8. Gesetz zur Verbesserung der Hospiz- und Palliativversorgung

Am 05. November 2015 hat der Bundestag das Gesetz zur Verbesserung der Hospiz- und Palliativversorgung (HPG) beschlossen, welches am 08.12.2015 in Kraft getreten ist. Ziel dieses Gesetzes ist es, ein möglichst flächendeckendes Angebot an Hospiz- und Palliativversorgung zur Verfügung zu stellen. Die Versorgung in der letzten Lebensphase sterbender Menschen soll durch das HPG weiterentwickelt werden. Viele Menschen, die sich wünschen, in der häuslichen Umgebung zu sterben, verbringen ihre letzte Zeit jedoch in stationären Versorgungseinrichtungen. Daher ist es von großer Bedeutung, denjenigen ein selbstbestimmtes und persönliches Sterben zu ermöglichen. Das Gesetz sieht vor, die Hospiz- und Palliativversorgung in der Regelversorgung der gesetzlichen Krankenversicherung und im Rahmen der spezialisierten ambulanten Palliativversorgung auszubauen und zu stärken. Durch das neue Gesetz wird die Hospiz- und Palliativleistung ausdrücklicher Bestandteil des Fünften Buches der Sozialversicherung. Insbesondere ist zu erwähnen, dass diese Leistungen am Lebensende zum Kernbestandteil der Krankenbehandlung nach § 27 SGB V gehören sowie in der kassenärztlichen Versorgung gem. § 73 Abs. 2 SGB V verankert sind. Darüber hinaus werden Regelungen für zusätzlich vergütete ärztliche Leistungen mit Wirkung zum 01.04.2016 vereinbart um eine besonders qualifizierte palliativmedizinische Versorgung gewährleisten zu können.[81] Eine weitere Maßnahme des HPG beinhaltet, dass die Leistung der ambulanten Palliativversorgung in der ambulan-

---

[79] Vgl. Nationale Akademie der Wissenschaften Leopoldina und Union der deutschen Akademien der Wissenschaften, Palliativversorgung in Deutschland (2015) S. 17.

[80] Vgl. *Föllmer*, Palliativversorgung in der gesetzlichen Krankenversicherung (2014) S. 34.

[81] Vgl. Bundesministerium für Gesundheit, Pressemitteilung zum Gesetz zur Verbesserung der Hospiz- und Palliativversorgung (2015) S. 1.

ten Krankenpflege gem. § 37 Abs. 2a SGB V konkretisiert wird, sodass diese Leistung durch die Pflegedienste abgerechnet werden kann. Zudem besteht die Möglichkeit, die ambulante Versorgung auch länger als vier Wochen zu verordnen. Eine weitere Regelung ist, dass die ambulante spezialisierte Palliativversorgung insbesondere in ländlichen, strukturell schwächeren Regionen gefördert wird. Um dies möglichst schnell zu erreichen, wird die vertragliche Umsetzung erleichtert, indem Schiedsverfahren für die entsprechenden Versorgungsverträge eingeführt werden (§ 132 d SGB V).[82] Nach § 39 a Abs. 1 SGB V wird bei allen stationären Hospizen (Erwachsenen- sowie Kinderhospize) der Zuschuss der gesetzlichen Krankenkassen, der bislang 90 % betrug, auf 95 % erhöht. Zudem erhalten die stationären Hospize einen höheren kalendertäglichen Zuschuss von 9 % der monatlichen Bezugsgröße (Höhe des zu berücksichtigenden Einkommens) nach § 18 Abs. 1 SGB IV. Bisher betrug dieser 7 %. Im Rahmen der Förderung der ambulanten Hospizarbeit gem. § 39 a Abs. 2 SGB V erhöht sich auch hier der Zuschuss der Krankenkassen von 11 % auf 13 %. Zudem werden neben den Personal- auch Sachkosten (z.B. Fahrtkosten) berücksichtigt. Außerdem soll die ambulante Hospizversorgung stärker in Pflegeheimen angewandt werden und auch Krankenhäuser können Hospizdienste künftig in ihren Einrichtungen beauftragen. Darüber hinaus sieht das HPG eine Verankerung der ambulanten Hospizversorgung in der Pflege vor, z.B. die Sterbebegleitung als Leistungsart im Rahmen der Pflegeversicherung gem. § 28 Abs. 5 SGB XI. Des Weiteren müssen Pflegeheime ab nun an Kooperationsverträge mit Haus- und Fachärzten schließen gem. § 119 b SGB V. Somit wird die Zusammenarbeit der Pflegeheime und der Hospizdienste gestärkt. Daneben ist sicherzustellen, dass ein bedarfsgerechtes Verhältnis zwischen hauptamtlichen und ehrenamtlichen Mitarbeitern gewährleistet wird (§ 39 a Abs. 2 S. 10 SGB V). Zudem müssen die Pflegeheime in der Zukunft ihren Bewohnern einen individuellen Versorgungsplan nach § 132 g SGB V, der medizinischen, pflegerischen, psychosozialen und seelsorgerischen Maßnahmen festgelegt, zur Verfügung stellen. Dieser wird von der gesetzlichen Krankenversicherung finanziert.[83] Ein weiterer Aspekt des neues Gesetzes ist, dass die eigenständigen Palliativstationen in Krankenhäusern im Rahmen der Krankenhausfinanzierung nach § 17b Abs. 1 S. 17 Krankenfinanzierungsgesetz gesondert vergütet werden können, wenn dies erwünscht ist. Zusätzlich wird in Krankenhäusern, die keine Palliativstationen aufweisen, die Einführung von multiprofessionell organisierten Palliativdiensten ermöglicht. Hierfür soll es ab 2019 bundesweit einheitliche Zusatzentgelte geben. Die gesetzlichen Krankenkassen werden dazu verpflichtet, ihre Versicherten zu den Möglichkeiten persönlicher und selbstbestimmter Palliativ-

---

[82] Vgl. Bundesministerium für Gesundheit, Pressemitteilung zum Gesetz zur Verbesserung der Hospiz- und Palliativversorgung (2015) S. 2.
[83] Vgl. Bundesministerium für Gesundheit, Pressemitteilung zum Gesetz zur Verbesserung der Hospiz- und Palliativversorgung (2015) S. 2, 3.

und Hospizversorgung umfassend zu beraten und informieren gem. § 39 b SGB V. Eine weitere wesentliche Regelung, die das neue Gesetz mit sich bringt, ist die steigende Transparenz der Palliativ- und Hospizarbeit. Um dies zu erreichen, soll der Spitzenverband der gesetzlichen Krankenversicherung über die Versorgungsregelungen in der ambulanten Palliativversorgung sowie über die Vergütungsstruktur für zusätzliche vertragsärztliche Leistungen berichten, sodass Ende 2017 ein aktueller Stand vorgelegt werden kann.[84]

9. Fazit

Die Gewährleistung einer bestmöglichen Lebensqualität am Lebensende ist das essenzielle Ziel der Palliativpflege. Beim Verfassen dieser Arbeit ist zum Vorschein gekommen, dass, dieses Ziel jedoch noch nicht erreicht wurde. Derzeit sind es zum größten Teil die Ärzte in Krankenhäusern, die nach langjähriger Betreuung des Patienten die wesentlichen Begleiter in der letzten Lebensphase werden, obwohl der Großteil der Betroffenen eine würdevolle Versorgung in der häuslichen Umgebung wünscht. Deshalb ist ein verstärkter Aufbau, vor allem in der ambulanten Versorgung, erforderlich, um den Menschen die Wahl des Sterbeortes zu ermöglichen. Unter diesem Aspekt gewinnt die Palliativpflege immer mehr an Bedeutung und stellt eine wichtige Art der Betreuung für Menschen dar. Es besteht zwar eine enorme Weiterentwicklung, jedoch ist die Versorgung noch nicht flächendeckend, besonders in den ländlichen Regionen. Um den weiteren Ausbau zu unterstützen und zu stärken, wurde ein neues Gesetz zur Verbesserung der Hospiz- und Palliativversorgung in Deutschland entworfen und ist seit Dezember 2015 rechtswirksam. Da dieses Gesetz noch sehr jung ist, bleibt abzuwarten, wie sich die Regelungen in den nächsten Jahren auswirken. Es ist in jedem Fall davon auszugehen, dass ein Fortschritt in der Palliativversorgung in Betracht kommt, insbesondere, weil sie explizit in der gesetzlichen Krankenversicherung verankert ist und in Anspruch genommen werden kann. Die Entwicklung könnte ebenso positiv verlaufen aufgrund von zusätzlichen Vergütungen ärztlicher Leistungen für eine qualifizierte palliativ-medizinische Versorgung.

Außerdem ist die Weiterentwicklung in der Bildung ein essentieller Aspekt, um ein breites Spektrum an Palliativversorgern bieten zu können. Je mehr Leistungserbringer für die Palliativversorgung zur Verfügung stehen, desto flächendeckender kann eine würdevolle Betreuung für Menschen mit einer nicht mehr heilbaren Krankheit gewährleistet werden.

---

[84] Vgl. Bundesministerium für Gesundheit, Pressemitteilung zum Gesetz zur Verbesserung der Hospiz- und Palliativversorgung (2015) S. 3.

Literaturverzeichnis

Aulbert, Eberhard/Nauck, Friedemann/Radbruch, Lukas, Lehrbuch der Palliativmedizin, 3. Auflage, 2012, Stuttgart

Bausewein, Claudia/Roller: Susanne/Voltz, Raymond, Leitfaden Palliative Care – Palliativmedizin und Hospizbetreuung, 5. Auflage, 2015, München

Eichner, Eckhard/Hornke, Ingmar/Sitte, Thomas: Ambulante Palliativversorgung - Ein Ratgeber, 3. Auflage, 2014, Fulda

Ekert, Bärbel/Ekert, Christiane: Psychologie für Pflegeberufe, 3. Auflage, 2014, Stuttgart

Fleckinger, Susanne: Ehrenamtlichkeit in Palliative Care - Zwischen hospizlich-palliativer Sorgekultur und institutionalisierter Dienstleistung2013, Wiesbaden

Föllmer, Johanna: Palliativversorgung in der gesetzlichen Krankenversicherung - Zur Hospizversorgung nach § 39a SGB V und zur spezialisierten ambulanten Palliativversorgung nach § 37b SGB V, 2014, Heidelberg.

Gerhard, Christoph: Praxiswissen Palliativmedizin - Konzepte für unterschiedlichste palliative Versorgungssituationen, 1. Auflage, 2014, Stuttgart

Grond, Erich: Palliativpflege in der Gerontopsychiatrie - Leitfaden für Pflegende in der Altenhilfe, 1. Auflage, 2004, Stuttgart

Husebø, Stein/Klaschik Eberhard: Palliativmedizin, 5. Auflage, 2009, Heidelberg

Kränzle, Susanne/Schmid, Ulrike/Seeger, Christa: Palliative Care, 5. Auflage, 2014, Berlin

Löser, Angela P.: Pflegeplanung in der Palliativpflege - Sicher und kompetent handeln, 2014, Hannover

Müller, Stephan E./Beckmann, Rainer: Menschenwürdig sterben – aber wie?, erschienen in: Müller, Stephan/Möde, Erwin, Glaube und Ethos, 1. Auflage, 2010, Berlin

Müller, Monika/Pfister, David: Wieviel Tod verträgt das Team?, 2. Auflage, 2013, Göttingen

Nagele, Susanne/Feichtner, Angelika: Lehrbuch der Palliativpflege, 2. Auflage, 2009, Wien

Schnell, Martin W./Schulz, Christian/Heller, Andreas/Dunger, Christine (Hg.): Palliative Care und Hospiz: Eine Grounded Theory, 2015, Wiesbaden

Wienke, Albrecht/Janke, Kathrin/Sitte, Thomas/Graf-Baumann, Toni: Aktuelle Rechtsfragen der Palliativversorgung, erschienen in: Spickhoff, Andreas (Hg.): Schriftenreihe Medizinrecht, 2016, Berlin, Heidelberg

Internetquellenverzeichnis

Deutsche Gesellschaft für Palliativmedizin/Wegweiser Hospiz- und Pallliativmedizin Deutschland, Übersicht zum aktuellen Stand der Hospiz- und Palliativversorgung in Deutschland, 2015, https://www.dgpalliativmedizin.de/images/stories/pdf/151026_Wegweiser%C3%BCbersicht_Homepage_Erwachsene.pdf (aufgerufen am: 16.05.2016)

Deutscher Hospiz- und PalliativVerband e.V., Betreuung schwerstkranker und sterbender Menschen im hohen Lebensalter in Pflegeeinrichtungen - Grundsatzpapier zur Entwicklung von „Hospizkultur und Palliativversorgung in stationären Einrichtungen der Altenhilfe, 2012, http://www.dhpv.de/tl_files/public/Themen/Stationaere%20Altenpflege/PositionspapierErgWorkshop_060612.pdf (aufgerufen am 20.05.2016)

Deutscher Hospiz- und PalliativVerband e.V., Stationäre Hospize für Erwachsene, stationäre Hospize für Kinder, Jugendliche und junge Erwachsene sowie Palliativstationen in Deutschland - Daten zur Entwicklung und zum aktuellen Stand, 2016, http://www.dhpv.de/tl_files/public/Service/statistik/20160411_Bericht_StatHospizePalliativ.pdf (aufgerufen am 21.05.2016)

Gröhe, Hermann, Pressemitteilung Nr. 40: "Hilfe im Sterben ist ein Gebot der Menschlichkeit" - Bundestag beschließt Gesetz zur Verbesserung der Hospiz- und Palliativversorgung, 2015, Berlin, http://www.bmg.bund.de/fileadmin/dateien/Pressemitteilungen/2015/2015_04/151105-40_PM_Hospiz-_und_Palliativgesetz_im_Bundestag.pdf (aufgerufen am 15.04.2016)

Grote-Westrick, Marion/Volbracht, Eckhard, Bertelsmann Stiftung (Hg.), Palliativversorgung, Leistungsangebot entspricht (noch) nicht dem Bedarf – Ausbau erfordert klare ordnungspolitische Strategie, erschienen in: Faktencheck Gesundheit, Spotlight Gesundheit - Daten, Analysen, Perspektiven, 2015, Gütersloh, https://www.bertelsmann-stiftung.de/fileadmin/files/BSt/Publikationen/GrauePublikationen/SPOTGes_VV_Palliativversorgung_2015.pdf (aufgerufen am 30.04.2016)

Ministerkomitee des Europarates, Empfehlung Rec 24 des Ministerkomitees an die Mitgliedsstaaten zur Strukturierung der palliativmedizinischen und -pflegerischen Versorgung, 2003, Straßburg, http://www.eapcnet.eu/LinkClick.aspx?fileticket=gqr2ZR0M5H8%3D&tabid=1709 (aufgerufen am 28.04.2016)

Nationale Akademie der Wissenschaften Leopoldina und Union der deutschen Akademien der Wissenschaften, Palliativversorgung in Deutschland – Perspektiven für Praxis und Forschung, 1. Auflage, 2015, Halle (Saale),

http://www.akademienunion.de/fileadmin/redaktion/user_upload/Publikationen/St
ellungnahmen/2015_Palliativversorgung_LF_DE.pdf (aufgerufen am 11.05.2016)

Robert Koch-Institut (Hrsg), Gesundheit in Deutschland. Gesundheitsberichterstattung
des Bundes, Gemeinsam getragen von RKI und Destatis, RKI, 2015, Berlin,
http://www.gbe-bund.de/pdf/GESBER2015.pdf (aufgerufen am 28.04.2016)

Statistisches Bundesamt (Hg.), Bevölkerung nach Altersgruppen in Deutschland, 2014,
https://www.destatis.de/DE/ZahlenFakten/GesellschaftStaat/Bevoelkerung/Bevoe
lkerungs-
stand/Tabellen_/lrbev01.html;jsessionid=760EBE45657C13FA0A1468A7E1E422
86.cae3 (aufgerufen am 30.04.2016)

World   Health   Organization   (WHO),   2016,
http://www.who.int/cancer/palliative/definition/en/ (aufgerufen am 22.04.2016)

Zich, Karsten/Sydow, Hanna, Bertelsmann-Stiftung (Hg.), Palliativversorgung (Modul
1), Sterbeort Krankenhaus – Regionale Unterschiede und Einflussfaktoren, erschienen   in: Faktencheck   Gesundheit,   2015,   Gütersloh,
https://www.bertelsmann-
stif-
tung.de/fileadmin/files/BSt/Publikationen/GrauePublikationen/Studie_VV__FCG_
Sterbeort-Krankenhaus.pdf (aufgerufen am 03.05.2016)

Rechtsquellenverzeichnis

Gesetz zur Verbesserung der Hospiz- und Palliativversorgung in Deutschland (Hospiz- und Palliativgesetz) v. 1. Dezember 2015

Sozialgesetzbuch (SGB) Fünftes Buch (V) - Gesetzliche Krankenversicherung - (Artikel 1 des Gesetzes v. 20. Dezember 1988, BGBl. I S. 2477)

Sozialgesetzbuch (SGB) Viertes Buch (IV) - Gemeinsame Vorschriften für die Sozialversicherung - (Artikel I des Gesetzes vom 23. Dezember 1976, BGBl. I S. 3845)

Sozialgesetzbuch (SGB) - Elftes Buch (XI) - Soziale Pflegeversicherung (Artikel 1 des Gesetzes vom 26. Mai 1994, BGBl. I S. 1014)

Rahmenvereinbarung nach § 39a Abs. 1 Satz 4 SGB V über Art und Umfang sowie Sicherung der Qualität der stationären Hospizversorgung vom 13.03.1998, i. d. F. vom 14.04.2010

Rahmenvereinbarung nach § 39a Abs. 2 Satz 7 SGB V zu den Voraussetzungen der Förderung sowie zu Inhalt, Qualität und Umfang der ambulanten Hospizarbeit vom 03.09.2002, i. d. F. vom 14.04.2010

BEI GRIN MACHT SICH IHR WISSEN BEZAHLT

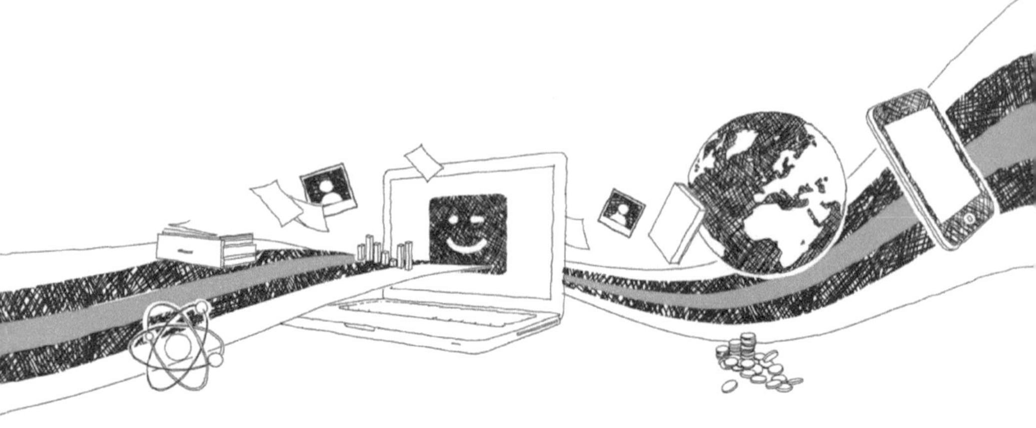

- Wir veröffentlichen Ihre Hausarbeit,
  Bachelor- und Masterarbeit

- Ihr eigenes eBook und Buch -
  weltweit in allen wichtigen Shops

- Verdienen Sie an jedem Verkauf

Jetzt bei www.GRIN.com hochladen
und kostenlos publizieren

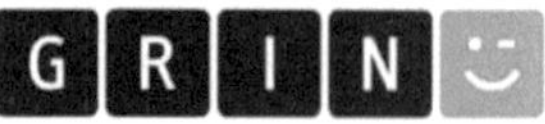